$T_d \frac{57}{265}$

MÉMOIRE

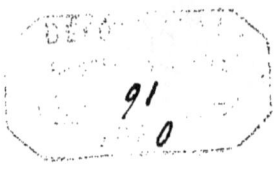

SUR

LA NATURE, LE SIÈGE ET LE TRAITEMENT

DU CHOLÉRA,

PAR

M. J.-F. SÉRÉE, Docteur en Médecine,

EX-CHIRURGIEN EN SECOND DE L'HOPITAL MILITAIRE DE LA GARDE ROYALE
DE JOACHIM NAPOLÉON, ROI DE NAPLES, ETC.

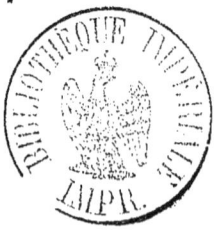

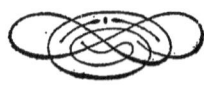

PAU,

IMPRIMERIE ET LITHOGRAPHIE DE É. VIGNANCOUR.

1860.

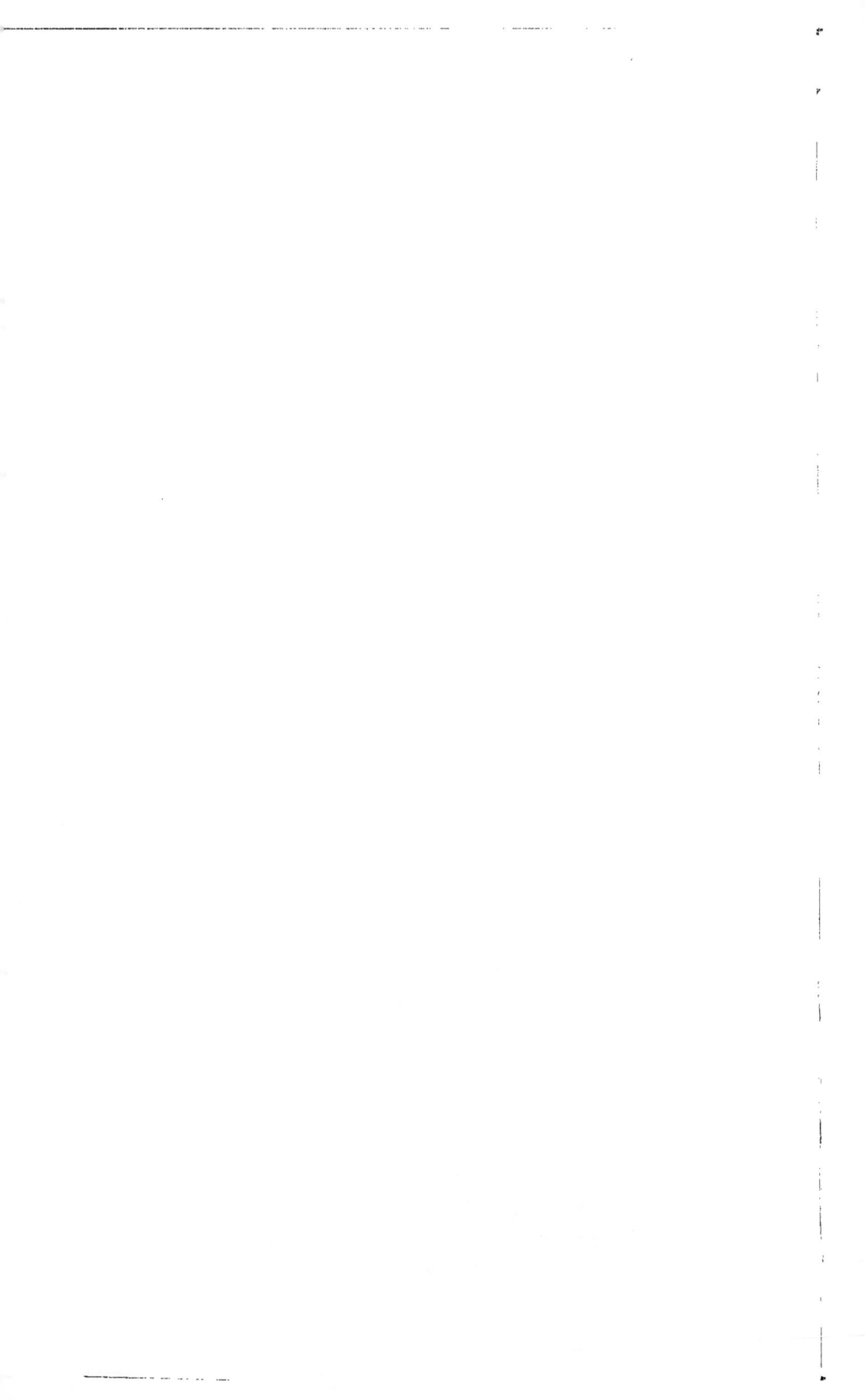

LE MINISTRE DE LA GUERRE

DE

SA MAJESTÉ ISABELLE II,

REINE D'ESPAGNE.

———•◦○◦◦○◦◦———

MONSEIGNEUR,

Je viens de lire dans le *Mémorial des Pyrénées* et dans le *Courrier de Bayonne* « qu'un médecin français, M. Théodore » Gaillardet, a fait agréer par le gouvernement Espagnol, » un spécifique contre le choléra, et que plusieurs caisses de ce » remède dont la propriété appartient à une maison espa- » gnole de New-York, la maison Durand et Ruis, ont été » immédiatement envoyées à l'armée. »

Cette annonce, Monseigneur, m'afflige et m'étonne, car je n'ai aucune foi dans les spécifiques secrets que prônent les journaux, et qui ne sont, en général, que le produit d'une spéculation cupide et mercenaire. Tout médecin, vraiment digne de ce nom, qui découvrirait un spécifique contre le choléra s'empresserait de le livrer à la publicité et de le sou- mettre à l'appréciation des corps savants.

En présence des maux que ce fléau exerce dans les contrées où il fait irruption, on ne saurait long temps garder un secret aussi important, sans s'exposer à l'indignation de la société toute entière.

Le choléra a décimé récemment le corps de l'armée française qui était allé dans le Maroc châtier des tribus turbulentes qui avaient violé notre sol algérien.

Vous êtes aussi entré sur le sol Marocain pour y venger des insultes que votre honneur ne pouvait plus longtemps laisser impunies. Votre armée a également à lutter contre le terrible fléau; et c'est pour en arrêter les ravages, que vous avez agréé le spécifique Durand.

Je crains, Monseigneur, et mon devoir est de vous le dire, puisque je le pense, que ce spécifique qu'on a adressé à l'armée, ne soit pour elle un présent funeste, non point en raison des propriétés nuisibles qu'il peut posséder, car je crois qu'il n'en a aucune, mais parce qu'il va placer vos officiers de santé dans une telle position qu'ils n'oseront pas assumer sur eux de traiter les cholériques selon leurs convictions, de crainte qu'on ne leur reproche, si la mort s'ensuivait, de ne pas avoir fait usage du spécifique agréé par le gouvernement.

En 1855, je fus placé au sein d'une contrée où le choléra régnait épidémiquement avec une grande intensité. Pendant le cours de cette épidémie, je traitai dans cette contrée et les contrées circonvoisines autant de cholériques que mes forces me le permirent, et je fus ainsi à même d'apprécier cette étrange maladie sous toutes ses phases. D'après mes études théoriques et pratiques, je me suis convaincu que, dans l'état actuel de la science, on pourrait efficacement opposer au choléra un traitement rationnel qui rendrait cette maladie infiniment moins redoutable, et que ce ne serait que dans des cas foudroyants, que le traitement indiqué par l'art pourrait se trouver inefficace.

Des médecins, avec lesquels j'étais alors en relation, adoptèrent ma pratique, après quelques tâtonnements, et puis partagèrent entièrement mes convictions.

Je croyais que depuis cette époque, si néfaste pour notre

pays, ainsi que pour d'autres parties de la France, quelque célébrité médicale aurait formulé ce traitement rationnel contre le choléra; on aurait ainsi rallié le corps médical vers un centre commun, et vous n'auriez pas eu, Monseigneur, à faire accueil au spécifique Durand..

Mon attente, sous ce rapport, ayant été déçue, et voyant la position toute anormale que ce spécifique crée à votre corps médical militaire, je me fais un devoir de consigner dans un court mémoire mes opinions sur la nature, le siège et le traitement du choléra; votre corps médical pourra y puiser les rudimens d'une médication raisonnée; tel est l'objet de ce mémoire.

J'ai l'honneur d'adresser ce mémoire à Votre Excellence, persuadé qu'elle daignera l'accueillir avec bienveillance, et le soumettre à l'appréciation du corps médical militaire espagnol, alors surtout qu'il n'a pour objet que le progrès de la science et l'intérêt d'une valeureuse armée qui a toutes nos sympathies. Désormais la patrie de notre Impératrice doit être l'intime alliée de celle de Son Auguste Epoux, notre Empereur; alliance qui grandira l'une et l'autre en considétion auprès des autres puissances.

J'ai l'honneur d'être avec le plus profond respect,

De Votre Excellence,

Monseigneur,

Le très-humble et très-obéissant serviteur..

J.-F. SÉRÉE,

Docteur en médecine, ex-chirurgien en second de l'hôpital de la garde royale de Joachim-Napoléon, roi de Naples.

Arette, le 5 janvier 1860..

CHOLÉRA ASIATIQUE.

MÉMOIRE

SUR

LA NATURE, LE SIÈGE ET LE TRAITEMENT

DE CETTE MALADIE.

> Qu'est l'observation, si l'on ignore
> là où siège le mal?
> BICHAT (*Anatomie générale*).

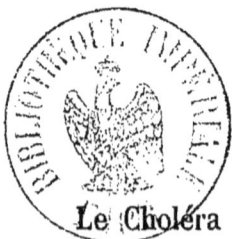

Le Choléra asiatique est sans doute la maladie la plus grave qui afflige le genre humain, surtout en raison de la grande étendue des pays qu'il envahit à la fois, lorsqu'il règne épidémiquement. Aussi partout où cette étrange maladie fait irruption, elle sème la consternation et l'épouvante ; circonstances fâcheuses qui prédisposent les populations à la contracter.

Depuis environ trente ans, le Choléra a été l'objet des méditations les plus sérieuses des premiers hommes de l'art et même du corps médical tout entier ; néanmoins il règne encore dans les écrits, dans l'opinion générale concernant cette maladie, une grande confusion quant à sa nature, son siège et a son traitement. On est encore sans boussole : on marche à tâtons et en pleine obscurité : l'un prend à gauche, l'autre à droite, et chose étrange ! chacun croit et dit hautement avoir choisi la voie la plus sûre pour combattre ce terrible fléau ; chacun invoque à l'appui de sa pratique l'autorité de nombreuses cures ; mais aucun ne signale ses mécomptes.

Cependant deux médications d'une nature tout-à-fait opposées, qui s'excluent mutuellement, ne peuvent pas être indifféremment employées au traitement d'une même maladie ; car si l'une convient, l'autre doit être nécessairement contraire. Néanmoins il est des auteurs qui concilient ces deux médications opposées dans le traitement du choléra.

Dans l'état actuel de la science, je crois qu'on peut arriver, et ma conviction est entière à cet égard, à la connaissance du siège et de la nature du Choléra, et, conséquemment, à formuler un traitement qui rendra cette maladie infiniment moins redoutable.

Qu'est-ce donc que le Choléra asiatique ou épidémique ?

Le Choléra asiatique est un empoisonnement produit par un miasme, un agent toxique répandu dans l'air, qui porte son action délétère sur les centres nerveux de la vie organique dont il altère les propriétés vitales ; altération qui entraîne consécutivement l'aberration des fonctions du système lymphatique auxquelles ces nerfs président.

On pourrait encore définir le choléra : la suspension de la nutrition.

Dans le Choléra, en effet, il y a altération dans les fonctions des centres nerveux de la vie organique ou de la vie nutritive, aberration dans les fonctions du système lymphatique, aberration qui constitue le Choléra. De là suspension de la nutrition, grande altération dans le sang, adynamie dans l'organisme, et enfin trouble dans l'ensemble des fonctions de la vie organique.

En raisonnant par induction sur les phénomènes qu'on observe dans le cours de cette étrange maladie, on ne peut lui assigner une autre nature, ni un autre siège. Ses prodrômes, sa marche et sa fin justifient mon opinion. En effet, on ne voit que désordre et faiblesse dans les fonctions des organes de la vie organique, tandis que les fonctions des organes de la vie animale se maintiennent dans leur état normal au milieu de ce bouleversement général.

Mais examinons ces désordres pathologiques dans chaque organe en particulier, et voyons s'ils ne sont pas la conséquence nécessaire des troubles fonctionnels des nerfs de la vie organique d'abord, et ensuite de l'altération des fonctions du système lymphatique; altération, je le répète, qui constitue à elle seule le Choléra, en amenant la suspension de la nutrition.

Système nerveux de la vie organique.

Les nerfs de la vie organique étant essentiellement affectés dans le Choléra, il faut qu'il y ait désordre, trouble dans l'ensemble de l'économie animale, puisque ces nerfs sont répandus partout, et qu'ils président à tous les mouvements organiques. Il faut aussi que cet état anormal général porte l'empreinte, le cachet des tissus affectés dont il est l'expression pathologique ; chez les cholériques, en effet, il y a mal-aise, vertiges, frissons, éblouissements, défaillances, constrictions épigastriques et abdominales, angoisses, crampes, etc., etc. ; phénomènes qui impliquent évidemment une affection grave du système nerveux de la vie organique.

Système Lymphatique. — Nutrition.

Il y a aberration, perversion dans les fonctions du système lymphatique, les nerfs qui président à ces fonctions étant affectés. En effet, les vaisseaux chylifères ne puisent plus dans le tube digestif le chyle, produit de la digestion, que le canal thorachique versait ensuite dans la veine sous-clavière gauche ; la lymphe que les vaisseaux lymphatiques charrient de toutes les parties du corps, n'est pas non plus versée dans les veines sous-clavières, par le canal thorachique et le grand vaisseau lymphatique. Au contraire, ces deux fluides, le chyle et la lymphe, qui alimentent le sang, sont déversés, par un mouvement antipéristaltique, dans le tube digestif, d'où ils sont ensuite expulsés en partie au dehors par les selles et les vomissements.

Mais l'altération des fonctions du système lymphatique ne se borne pas aux seuls vaisseaux chylifères et abdominaux; elle s'étend à tous les autres vaisseaux absorbants, ce que nous révèle l'anatomie pathologique. On a trouvé de ce même fluide laiteux dans les bassinets des reins, dans les parois internes des membranes muqueuses, dans la vessie, etc. (Roche, Sanson et Lenoir.) Enfin dans le Choléra, il y a désordre dans l'ensemble des fonctions du système lymphatique.

Chaque organe secretoire secrète un fluide qui lui

est propre et dont la densité et la nature sont en rapport avec sa texture et sa vitalité. Ainsi le foie secrète la bile, les reins, l'urine, les muqueuses digestives, un mucus épais, etc. Les matières qui remplissent les voies digestives, et celles qui sont expulsées par les selles et les vomissements, ne ressemblent en rien aux secrétions d'aucun de nos organes secrèteurs, tandis qu'elles ont la plus grande analogie, sous les rapports physique et chimique, avec le chyle, (Andral.) Ainsi il est évident que ces fluides n'ont pu être versés dans le tube digestif que par les vaisseaux lymphatiques qui y en avaient puisé une certaine partie.

Le chyle ni la lymphe ne sont donc plus versés dans le torrent circulatoire sanguin ; ainsi, dans le Choléra, la nutrition est suspendue.

Système Sanguin. — Le Sang.

Le sang ainsi privé du chyle et de la lymphe, matériaux de la nutrition, dont on retrouve les élémens dans les évacuations alvines (Andral), et tout chargé en outre du détritus de nos tissus que les veines charrient, n'a plus la puissance de décomposer l'air, lorsque, pendant l'acte de la respiration, il est mis en contact avec ce fluide. Ainsi l'hématose ne s'opère pas : l'air sort des poumons comme il y était entré, (Andral), et le sang revient au cœur avec sa couleur noire, comme il en était sorti. Ce sang privé des principaux élémens qui constituent le sang artériel, le chyle, la lymphe, l'oxigène et le calorique qu'il puisait dans l'acte de l'hématose, est inhabile à l'entretien de la vie. Le cœur ne pousse donc plus vers nos tissus un sang rouge qui nourrit, échauffe et vivifie ; au contraire, il y pousse molle-

ment un sang noir, semblable à du résiné, (Andral), qui
porte le froid et la torpeur partout où il passe et là où
il arrive. Ce sang n'excite plus dans les vaisseaux capillaires
ces mouvements vasculaires, la systole et la diastole ;
de sorte que la circulation capillaire se ralentit et finit
par s'éteindre. De là, la suppression des secrétions, les
stases sanguines, causes de ces fréquentes et graves maladies consécutives qu'on observe pendant la période de
réaction, la cyanose, apoplexie capillaire qui étouffe la
sensibilité et la contractibilité fébrillaires, et qui rend très
souvent impuissants les moyens curatifs les plus énergiques,
surtout lorsque le froid s'étend des membres vers la périphérie
du corps.

Ainsi qu'on le voit, dans le Choléra le sang est pro-
fondément altéré : il est noir et épais comme du raisiné.
Mais cette altération du sang provient de ce qu'il n'est
plus alimenté par le chyle et la lymphe, et non point de
la présence de l'agent toxique dans ce fluide, comme
plusieurs auteurs le supposent.

La peau, le foie, la rate et les reins.

Ces émonctoires qui débarrassent le sang de ses matériaux
héterogènes, ne fonctionnent plus ou presque pas dans
le Choléra, soit que le sang, froid et épaissi, ne puisse
plus circuler dans les vaisseaux capillaires de ces organes
ou que leurs propriétés vitales soient anéanties; circonstances
qui concourent à augmenter l'altération du sang.

Tube digestif — Membrane muqueuse.

Dans le Choléra les voies digestives sont le siège de
nombreux phénomènes qui sont, en général, l'expression

des souffrances plus ou moins grandes dont elles sont l'objet ; phénomènes qui sont uniquement provoqués par ces fluides laiteux que les vaisseaux lymphatiques y versent pendant le cours du Choléra. La présence de ces fluides irrite , importune d'autant plus les membranes muqueuses digestives , qu'elles sont dépouillées de cet épais mucus qui lubrifiait leurs parois ; mucus qu'elles secrètent dans l'état normal , et qui les garantit de l'action irritante des matières avec lesquelles elles se trouvaient en contact.

Cependant on a déduit de ces désordres des voies digestives qu'elles devaient être un centre d'infection , comme on a aussi déduit de l'altération du sang que ce fluide devait être également infecté.

Diverses hypothèses ont été aventurées à cet égard ; mais aucune d'elles n'a dépassé le domaine des conjectures. Néanmoins elles ont motivé l'emploi de la saignée , des purgatifs et des vomitifs , afin d'éliminer, a-t-on dit, l'agent cholérique.

Enfin, en nous résumant nous disons : 1° Que des désordres nerveux que nous remarquons dans l'ensemble de l'économie animale , dans le Choléra , nous avons déduit que les centres nerveux de la vie organique étaient essentiellement affectés dans cette maladie ; 2° Que les fonctions du système lymphatique auxquelles président ces nerfs , étant altérées, perverties, le chyle ni la lymphe ne sont plus versés dans le torrent circulatoire sanguin ; 3° Que le sang dépourvu de ce liquide nutritif et vivifiant, l'hématose ne peut pas s'opérer ; 4° Qu'ainsi le sang privé de ses principes constitutifs est devenu inhabile à l'entretien de la vie : les sécrétions se tarissent ; la circulation se ralentit et finit par s'arrêter complètement, si le chyle et la lymphe ne reprennent pas leur cours naturel par le retour des fonctions du système lymphatique à leur état normal.

Ainsi, d'après l'analyse pathologique que nous venons de faire, on ne voit qu'altération, désordre dans les fonctions des organes de la vie organique ; et néanmoins, ces altérations, ces désordres s'enchaînent tellement entr'eux, que, de conséquence en conséquence, on arrive à s'expliquer tous les phénomènes pathologiques qu'on observe dans le cours du Choléra, et à se fixer sur le *siège* et la *nature* de cette étrange et terrible maladie.

Sous l'empire d'une constitution cholérique on ne saurait être trop prudent : un phénomène, qui serait sans importance dans les temps ordinaires est alors très-grave, très-significatif.

D'après l'observation, l'eau qui est suspendue dans l'air se sature, s'imprègne du poison cholérique qui y est répandu ; de sorte que chaque fois que la température baisse, ce qui a lieu presque toujours pendant la nuit, l'eau qui est précipitée vers la surface de la terre, à l'état de rosée ou de brouillard, entraîne toujours avec elle une certaine quantité de ce poison. L'atmosphère qui nous entoure est alors plus pestiférée, et c'est alors aussi que les attaques de Choléra sont plus fréquentes.

Nous avons été souvent à même de constater que chaque fois que les brouillards apparaissaient, il y avait alors toujours recrudescence dans l'épidémie.

Les lieux humides et froids où les vapeurs aqueuses vont se condenser sont conséquemment aussi beaucoup plus infectés que les autres.

Le Choléra a ses prodromes, et c'est parce qu'on les néglige, qu'on n'y attache pas assez d'importance, que beaucoup de cholériques succombent à des attaques.

qu'ils auraient pu facilement prévenir. Ces prodromes sont : des vertiges, des éblouissements, des frissons, des défaillances, des inappétences, des diarrhées, etc.

Le symptôme pathognomonique du Choléra est donc ce fluide laiteux que les vaisseaux lymphatiques versent dans le tube digestif, et qui est ensuite en partie expulsé au dehors par les selles et les vomissements.

Néanmoins, il est des cas, dit-on, où les cholériques n'ont pas expulsé de ces fluides au-dehors ; mais alors ils s'accumulent dans les voies digestives parce que la sensibilité est anéantie, ou parce que la maladie a marché trop rapidement ; car d'après l'Anatomie pathologique, le tube digestif des cholériques est toujours rempli de ces fluides. (Andral.)

Le Choléra n'est pas contagieux ni ne saurait l'être ; car chez les cholériques presque toutes les fonctions se sont taries, et les fluides expulsés au-dehors par les selles et les vomissements n'ont point subi de fermentation putride. Ces fluides ne sont autre chose que du chyle et de la lymphe. Chez les cholériques la mort arrive par inanition, par apoplexie capillaire.

Traitement.

Il y a dans le choléra, ainsi que nous l'avons exposé plus haut, altération dans les fonctious des centres nerveux de la vie organique, et par suite aberration dans les fonctions du système lymphatique, et adynamie dans l'organisme.

Mais ce qui doit, tout d'abord, attirer l'attention du médecin, c'est ce fluide laiteux que les vaisseaux lym-

patiques versent dans le tube digestif, et qui fait tout
le danger du choléra.

L'indication thérapeutique est donc aussi claire que facile :
calmer les désordres nerveux ; arrêter le plus promptement
possible ce débordement chyleux, et exciter et fortifier
l'organisme.

Les moyens curatifs doivent donc être pris parmi les
médicaments calmants-nerveux, excitants et fortifiants ; ce
qui exclut absolument les médications anti-phlogistiques
et évacuantes.

Mais le nombre des médicaments réputés calmants est
très grand, et outre que tous ne sont pas également
éprouvés, chacun d'eux calme à sa manière. Ainsi il n'est
pas indifférent, dans le traitement du choléra, d'employer
tel ou tel remède, alors surtout que sa marche est quel-
quefois très-rapide. C'est donc ici le cas de consulter nos
traités de thérapeutique concernant l'activité et la spécialité
d'action des médicaments.

Parmi les nervins, les modificateurs du système nerveux;
l'opium tient sans doute le premier rang. Il a pour lui
l'expérience et la sanction de plusieurs siècles. C'est le
remède le plus fréquemment et le plus utilement employé
en médecine, outre qu'il n'en est aucun qui soit d'une
application aussi générale. On l'administre particulièrement
dans les diarrhées, les vomissemens, les convulsions, les
crampes, les spasmes, les coliques, etc., etc. ; enfin, dans
tous les cas, où les nerfs sont plus ou moins intéressés.

L'opium qui est excitant, astringent même, et le plus
puissant calmant que la médecine possède, est donc le
remède qui répond le plus directement à la médication du
choléra.

Sydenham qui l'a employé dans le choléra épidémique,

en fait de grands éloges. La science et la sagacité de ce
grand praticien doit être pour nous une garantie, quant à l'effi-
cacité de l'opium dans le traitement du choléra, alors surtout
qu'il l'a employé sur une grande échelle. Si quelques prati-
ciens qui ont employé l'opium dans le traitement du Choléra,
n'ont pas obtenu les mêmes succès, c'est qu'ils l'auront
vraisemblement administré à des doses trop faibles, ou à
des distances trop éloignées, ou bien peut-être aussi trop
tard ; car dans le traitement du choléra, la réussite est en
raison de la célérité qu'on met dans l'administration des
moyens curatifs. En général, dans le traitement du choléra,
on est beaucoup trop méticuleux dans l'emploi de l'opium,
et cependant, dans certaines maladies nous le prescrivons
à des doses considérables et avec succès.

Placé en 1855 au sein d'une contrée où régnait le
choléra épidémique, je fus à même de me convaincre,
par le raisonnement et la pratique, que l'opium est le
seul remède puissant que la médecine possède pour combattre efficacement le Choléra. D'autres médecins avec
lesquels j'étais en grande relation, adoptèrent, après
quelques tâtonnements, ma pratique, et partagèrent toutes
mes convictions, concernant les propriétés de l'opium dans
le traitement du Choléra.

Dans le bourg où je m'établis pendant le cours de
cette épidémie, il est un quartier de six cents âmes,
qui en est assez éloigné, et où le choléra sévissait avec
une grande vigueur. Je remis au barbier de ce quartier,
homme actif et intelligent, une certaine quantité de laudanum de Sydenham, et je le fis savoir aux habitants
de ce quartier. Aussitôt que quelqu'un était atteint on
en prévenait ce barbier, et celui-ci allait en toute hâte
administrer une, deux ou même trois doses de laudanum

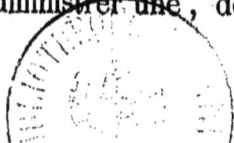

liquide de Sydenham, de quinze gouttes chacune, et, en général, les traces de cette terrible maladie disparaissaient soudainement. Je distribuai, en outre, du laudanum de Sydenham à un certain nombre de paysans très-éloignés du bourg, en leur indiquant la manière de le prendre, et j'en obtins aussi de très-bons résultats.

Enfin, bien que l'opium soit le seul remède qui offre des garanties réelles dans le traitement du Choléra, il convient, néanmoins, lorsque cette maladie a atteint un certain degré d'intensité, que l'adynanie devient de plus en plus apparente, d'associer à cet héroïque remède, comme adjuvants, les fortifiants et excitans internes, et les rubifiants et excitants externes. Parmi ces derniers la farine de graine de moutarde et le calorique tiennent le premier rang.

Il est une considération sur laquelle les thérapeutistes ne sauraient trop s'appesantir, celle de simplifier le traitement du Choléra, afin qu'il soit à la portée de toutes les positions et de toutes les intelligences, et surtout afin que, dans les épidémies cholériques, chacun puisse en faire l'application; car dans ces circonstances néfastes, les hommes de l'art sont toujours trop rares. Cette considération est d'autant plus appréciable qu'il est des cas où la marche du Choléra est si rapide, si on ne l'enraie pas, que dans deux, trois ou quatre heures, cette maladie acquiert un tel degré d'intensité que sa cure est alors au-dessus des ressources de l'art.

Dans le traitement du Choléra, j'ai fait usage de l'extrait gommeux d'opium, mais particulièrement du laudanum liquide de Sydenham, comme étant la préparation qui se prêtait le mieux à ma pratique, à la dose de quinze à vingt gouttes dans un véhicule aqueux d'une cuillerée à bouche.

Enfin, dès l'apparition des prodrômes du Choléra, il convient d'observer un régime, d'administrer une dose de vingt gouttes de laudanum de Sydenham ou cinq centigrammes d'extrait gommeux d'opium, et de faire usage de quelques boissons adoucissantes et sudorifiques ; moyens qui hâteront le retour à la santé ; terme qui n'ira pas, en général, au-delà de deux à trois jours.

Si, à cet état pathologique que constituent les prodrômes du Choléra, se joignent des selles d'un liquide laiteux, semblable à une eau de riz chargée, le Choléra est alors *confirmé*. Il convient alors de garder le lit, et d'arrêter le plus promptement possible cette espèce de diarrhée, ce qu'on obtient, en général, avec une ou deux doses de Laudanum de Sydenham, ou une ou deux pilules d'extrait gommeux d'opium, de cinq centigrammes chacune, et quelques tisannes adoucissantes et sudorifiques. Il convient aussi de faire usage de lavements avec la décoction de pavot ou Laudanisé, afin de consolider la guérison.

Il importe de signaler ici que des personnes atteintes de cette diarrhée cholérique, pendant 2, 3 et même 10, 12, 15 jours ont plus ou moins vaqué chaque jour à leurs affaires, et que néanmoins elles sont guéries, en observant toutefois un certain régime. Mais cette diarrhée s'accroît souvent avec tant de rapidité, et le débordement des fluides vers le tube intestinal devient si violent, que, dans 2 ou 3 heures, la maladie devient incurable ; tandis que, appliquées dès le début, une ou deux doses d'opium l'auraient infailliblement guérie.

Lorsque le Choléra a atteint un certain degré d'intensité, qu'il y a des selles et des vomissements fréquents, des coliques spasmodiques, une constriction brûlante à l'épigastre, soif dévorante, crampes, etc., etc.; il faut surtou insister sur l'administration de l'opium, par les voies supérieures, et en lavemens jusqu'à ce que les selles et les vomissemens se soient arrêtés, et revenir à cette médication chaque fois que ces symptômes reparaissent. J'ai administré à des malades jusqu'à 6, 8, 10 grammes de Laudanum liquide de Sydenham par jour.

Il est des cholériques chez lesquels les selles et les vomissements sont si pressants, qu'ils ne peuvent retenir les remèdes qu'avec une très-grande difficulté. Peut-être conviendrait-il mieux alors d'administrer le sulfate de morphine par la voie dermoïde.

Enfin, qnand le froid s'étend des extrémités vers le tronc, que la cyanose fait des progrès, qu'il y a découragement et grande prostration, il convient surtout alors d'associer à l'opium les fortifiants, les excitants internes et externes, afin de ranimer l'organisme. A cet effet, il faudra employer à l'extérieur, les synapismes sur une large échellé, et surtout entretenir autour du corps un certain degré de calorique ; à l'intérieur les boissons excitantes, et ensuite les vins généreux et même les alcooliques.

Lorsque les selles et les vomissements de ces fluides laiteux ont cessé, il est à croire que le débordement de ces fluides vers le tube digestif a aussi cessé, et que les fonctions du système lymphatique sont redevenues à leur état normal. Il n'y a plus alors de Choléra ; il est guéri ; mais ses suites, à ce haut degré de la maladie, sont toujours très-graves, si elles ne sont pas funestes. Dans cet état, la médication doit être encore fortifiante et excitante, et ne saurait être trop énergique. Les bains de vapeur pourraient surtout aussi favoriser puissamment la circulation capillaire. Il faudra continuer cette médication jusqu'à la période de réaction; passage où l'on a à redouter des accidents pathologiques plus ou moins graves, et d'une toute autre nature, suite des stases sanguines.

Lorsqu'une armée se trouve au sein d'une épidémie cholérique, il conviendrait de composer un liquide où le laudanum de Sydenham entrerait dans une proportion de quinze à vingt gouttes par cuillerée à bouche, ou de l'opium dans une proportion équivalente; qu'on remît ensuite une certaine quantité de ce liquide opiacé à un sous-officier intelligent de chaque compagnie, afin que, le cas échéant, il puisse administrer sur le champ une ou deux cuillerées de ce liquide à chaque soldat qui viendrait à être atteint du Choléra, en attendant qu'on le conduisît à l'infirmerie.

Lorsqu'une armée bivouaque dans un pays où règne le Choléra, elle a surtout à redouter les rosées des nuits qui sont toujours plus ou moins pestiférées. Pour prévenir ces rosées, il faudrait allumer de grands feux dans les bivouacs afin d'y élever, autant que possible, la température atmosphérique.

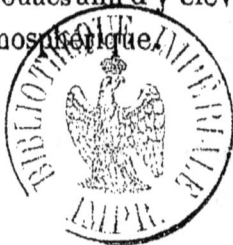

www.ingramcontent.com/pod-product-compliance
Lightning Source LLC
Chambersburg PA
CBHW070155200326
41520CB00018B/5412